AIDE-MÉMOIRE

POUR SERVIR A

L'AUSCULTATION

PULMONAIRE

PAR

Le Dr B. CHALMET.

LANDERNEAU

IMPRIMERIE DE P. B. DESMOULINS

Rue du Pont

1885

AIDE-MÉMOIRE

POUR SERVIR A

L'AUSCULTATION PULMONAIRE

AIDE-MÉMOIRE

POUR SERVIR A

L'AUSCULTATION

PULMONAIRE

PAR

Le Dr B. CHALMET

LANDERNEAU

IMPRIMERIE DE P. B. DESMOULINS

Rue du Pont

1885

Présenter, sous une forme concise et suivant un ordre utilisable en clinique, le résumé des principales notions de technique et de séméiologie qui servent à l'auscultation pulmonaire, tel est le but que j'ai essayé d'atteindre dans cet opuscule. J'ai multiplié les renvois à quelques ouvrages et travaux fort connus, où les détails complémentaires seront faciles à trouver, si on le désire.

AIDE-MÉMOIRE

POUR SERVIR A

L'AUSCULTATION PULMONAIRE

Au point de vue clinique, les bruits qu'on entend dans les organes respiratoires peuvent se diviser en *trois groupes* :

1°. Ceux dans lesquels le murmure vésiculaire existe avec de légères modifications :

Respiration forte.
» faible.
» granuleuse, (1) rude, râpeuse.
Inspiration rude et basse.
» saccadée.
Expiration prolongée.
Respiration puérile ou supplémentaire.

2°. Ceux qui couvrent plus ou moins le murmure

---

(1) Comparée à la sensation tactile que produit sous les doigts le glissement des grains d'un chapelet (Woillez).

vésiculaire en s'y ajoutant (bruits adventices de Lasègue) :

- Râles secs ou sonores
  - sibilants.
  - ronflants.
- « humides
  - crépitants.
  - sous-crépitants
    - fins.
    - moyens } Râles muqueux
      - fins.
      - gros
    - gros } Râles muqueux
  - Gargouillements
    - fins. Râles caverneux.
    - gros. » caverneux.
- Craquements
  - secs.
  - humides.
- Frottements pleuraux.

3°. Ceux qui remplacent le murmure vésiculaire :

- Souffles
  - tubaire ou bronchique.
  - caverneux.
  - amphorique.

C'est surtout dans les bruits de ce dernier groupe qu'il faut étudier les modifications de la voix[(1)] et de la toux[(2)] :

- égophonie.
- bronchophonie et toux tubaire.
- voix caverneuse ou pectoriloquie
  - haute
  - basse (aphone)

  et toux caverneuse.
- voix et toux amphoriques.

---

(1) Avec la respiration rude, quelquefois retentissement léger de la voix, voix rude de quelques auteurs.

(2) La toux sert plutôt à modifier ou à faire apparaître les bruits anormaux, principalement chez les enfants.

Mentionnons, pour compléter la nomenclature :

Le silence respiratoire ou l'absence de respiration dans une partie plus ou moins étendue de la poitrine (1).

Le tintement et les résonnances métalliques qui existent avec d'autres signes de l'amphorisme (2) dans le pneumo-thorax ou les vastes cavernes.

Cette division des bruits d'auscultation, implicitement adoptée par Lasègue dans sa technique, me paraît avoir le double avantage :

D'établir immédiatement les principales lignes du plan d'exploration,

Et de rapporter tous les signes perçus au murmure vésiculaire, ce qui empêche d'oublier, dans l'examen, le degré de pénétration de l'air que l'auscultation doit viser avant tout et toujours, suivant les expressions de Lasègue.

---

(1) Qu'il y ait :
épanchement pleurétique abondant,
infiltration tuberculeuse complète,
splénisation, atélectasie, ou tumeur pulmonaire.

(2) Signes de l'amphorisme, réunis surtout dans l'hydro ou le pyo-pneumo-thorax, bien qu'ils puissent ne pas y être au complet :

Son, respiration, voix, toux amphoriques ;
Tintement et résonnances métalliques ;
Bruit d'airain de Trousseau ;
Abolition des vibrations vocales à la palpation ;
Clapotement par la succussion.

Ainsi donc, trois questions à résoudre d'abord dans toutes les régions de la poitrine (où la respiration est entendue) :

1° Le murmure vésiculaire est-il seulement *un peu modifié ?*
2° Est-il *couvert ?*
3° Est-il *remplacé ?*

Après ce premier examen général et sommaire, l'attention se concentre sur les points où l'on a reconnu quelque bruit anormal.

Les signes d'auscultation sont alors considérés sous *neuf chefs principaux :* (1)

1° Le lieu (topographie),
2° Le ou les temps de la respiration auxquels ils existent,
3° L'intensité,
4° La hauteur,
5° Le timbre,
6° Le rhythme,
7° La modification par la toux, le décubitus, l'effort respiratoire,
8° L'époque d'apparition dans la maladie,
9° L'isolement ou l'association avec d'autres bruits ou modifications.

---

(1) Qui n'ont pas tous, ai-je à peine besoin d'ajouter, la même importance dans tous les bruits.

Que, dans une étude d'ensemble, ce plan expose à de fréquentes répétitions : les caractères des signes stéthoscopiques ne s'en imposeront que mieux à la mémoire. Qu'il soit plus utile qu'un autre au lit du malade : il ne m'appartient pas de le dire. Ce que personne ne contestera, c'est la nécessité d'une méthode mûrement réfléchie d'avance, si l'on veut ne rien omettre dans une exploration qui ne doit, par sa durée, ni fatiguer ni refroidir le patient. (1)

I. — Modifications légères du murmure vésiculaire.

1° Lieu. — Accorder une grande importance aux modifications légères du murmure vésiculaire qui existent aux sommets d'une façon permanente.(2) Elles sont très souvent les premiers indices d'une tuberculose naissante, dont on n'appréciera les débuts que si l'on s'attend à trouver « une affection *demi-latente* en dehors des poussées congestives ou inflammatoires » (Fabre).(3)

(1) Dont la poitrine est tout au plus recouverte d'un tissu léger.

(2) On a d'abord examiné la conformation du thorax, parce que, s'il y a la plus petite torsion du rachis, le côté incurvé donne une inspiration moins profonde et plus rude, et une expiration moins silencieuse. (Lasègue. Technique de l'ausc. pulm. page 11).

(3) Fabre (de Marseille) : Les phthisies latentes et larvées. Gaz. des Hôp. 26 Janv. et 2 Fév. 1882.

Normalement :

L'expiration est prolongée, la respiration plus intense, la voix plus retentissante au sommet droit (Louis, Walshe cités par Woillez) ; (1)

Le murmure vésiculaire est renforcé chez l'enfant au niveau des grosses bronches (Descroizilles). (2)

— La respiration saccadée et l'inspiration rude et basse signalée par M. Grancher au début de la tuberculose (3) sont entendues exclusivement sous les clavicules.

2° **Temps.** — Rechercher si l'inspiration est rude et basse sous une clavicule (à gauche surtout), si elle est saccadée ; si l'expiration est prolongée.

Comme signe précoce de tuberculose, les modifications de l'inspiration ont, d'après M. Grancher, (4) plus de valeur que celles de l'expiration.

3° **Intensité.** — Apprécier la force ou la faiblesse du murmure vésiculaire, en ayant soin de ne pas confondre la rudesse avec l'intensité (Lasègue), et en se rappelant que la respiration est ordinairement plus intense au sommet droit.

Normalement, l'expiration est moins sonore (et plus

---

(1) Woillez : Traité d'ausc. et de perc. page 590.

(2) Descroizilles : Gaz. des Hôp. 24 Janv. 1882.

(3) Grancher : De la valeur des respirations anormales comme signes de début de la tuberculose pulmonaire chronique. Gaz. des Hôp. 13 Juin 1882.

(4) — idem. —

courte) que l'inspiration : l'inspiration s'entend parce qu'elle est accompagnée d'un léger frottement, l'expiration normale à laquelle manque ce deuxième élément passe inaperçue (Lasègue). (1)

4° **Hauteur** ou **Tonalité**. — L'inspiration est, dans l'état sain, plus aiguë que l'expiration, d'où l'importance d'une inspiration basse (et rude), c'est-à-dire d'une inspiration donnant la même note que l'expiration (Grancher). (2)

Les respirations en *a*, en *o* et en *ou* sont les plus graves; les respirations en *é* et en *i* sont les plus aiguës.

5° **Timbre**. — Ordinairement moëlleux. Les timbres respiratoires, dit Lasègue, (3) correspondent assez exactement aux voyelles : *a*, *e*, *i*, *o*, *u*, *ou*, *é*.

A laquelle de ces voyelles peut-on comparer le timbre du murmure vésiculaire chez le sujet examiné?

A-t-il perdu son caractère moëlleux ?

La respiration est-elle devenue sèche, granuleuse, dure, râpeuse ?

Ne pas oublier que, chez l'enfant, le murmure vésiculaire est plus franc, plus sonore que chez l'adulte, avec renforcement au niveau des grosses bronches, à l'épine de l'omoplate, où il est rude et ressemble à du souffle (Descroizilles). (4)

---

(1) Lasègue : Loco cit. page 30 ; (3) page 28.

(2) Grancher : Loco cit.

(4) Descroizilles : Loco cit.

6° **Rhythme.** — C'est-à-dire « tout ce qui a trait à la respiration dans le temps » (Lasègue) : (1) durée, continuité ; fréquence, régularité, interversion, ces trois derniers caractères appréciés plutôt à l'inspection qu'à l'auscultation.

A. Durée. — La respiration est-elle longue ou courte ?

— L'expiration est-elle prolongée ?

Le bruit d'expiration, ailleurs qu'au sommet droit, est ordinairement trois fois plus court que l'inspiration. Constater si ce rapport est modifié, et quelle est, au point de vue de la durée, la nouvelle relation entre les deux temps de la respiration.

Distinguer l'expiration prolongée du bruit qui se produit dans la bouche, le pharynx et les fosses nasales. (2) Ce bruit est lointain, varie suivant la manière dont le malade respire ; il est perçu des deux côtés et avec une égale intensité aux mêmes points postérieurs correspondant au niveau des grosses bronches ; tandis que l'expiration prolongée est sous l'oreille, permanente et reste longtemps semblable à elle-même (Barth et Roger). (3)

— La respiration est-elle puérile ?

---

(1) Lasègue : Loco cit. page 25.

(2) Exiger que le malade respire par la bouche et non par les narines (Lasègue : Loco cit. page 10).

(3) Barth et Roger : Traité d'ausc. page 82.
et phénomènes bronchiques (Dict. Encyclop.) page 722.

C'est-à-dire les deux temps sont-ils presque égaux en intensité et en durée (Lasègue) ? (1).

B. CONTINUITÉ. — Y a-t-il des saccades, une sorte de dédoublement de la respiration ?

C'est l'inspiration qui est saccadée le plus souvent.(2)

La respiration saccadée est à distinguer :

d'un frottement pleural, par la submatité ;

d'un bruit extrà-artériel,(3) par les palpitations ;

des spasmes des muscles respirateurs externes, par l'interruption dans l'effort des muscles dilatateurs du thorax. (4)

Ces causes éliminées, on peut conclure à un spasme des lobules pulmonaires irrités par des granulations tuberculeuses. Il s'agit de sujets nerveux, chez lesquels la phthisie marchera lentement (Pidoux). (5)

Pour trouver l'inspiration saccadée, recommander au malade de faire des inspirations modérées : trop

---

(1) Lasègue : Loco cit. page 24.

(2) La respiration est dite onduleuse, si plus de deux saccades.

(3) Suivant Woillez, les souffles extrà-artériels, produits par l'expansion de l'aorte et des gros vaisseaux en rapport avec le poumon, seraient la cause la plus ordinaire des respirations dédoublées. (Loco cit. page 367 et 370 et Note : page 583).

(4) Il faut savoir que toute inspiration profonde se fait en deux temps : instinctivement à la fin d'une inspiration profonde, il y a un deuxième appel d'air (sanglot ébauché). Bloch. Soc. de Biologie. Etude graphique de la respiration chez l'homme (au moyen d'un pneumographe dans la bouche). Gaz. des Hôp. 31 Mai 1883.

(5) Pidoux : Etudes générales et pratiques sur la phthisie. 2e éd. 1874. pages 343, 344, 345.

fortes, ou trop faibles, elles empêchent les saccades (Peter). (1)

Les saccades n'ont de valeur diagnostique que si elles sont permanentes : la respiration saccadée des hystériques est variable (Peter). (2)

C. Fréquence. — La volonté modifie plus facilement le rhythme (de 10 à 40 respirations) que l'intensité, mais seulement pour un court espace de temps (Lasègue). (3) Donc, pour apprécier l'accélération ou le ralentissement des mouvements respiratoires, compter les respirations pendant une minute au moins à plusieurs reprises.

Rechercher aussi l'influence produite par l'exercice, la marche, l'ascension, etc. sur la fréquence. On pourra quelquefois reconnaître un emphysème, une maladie latente du cœur, des maladies antécédentes des bronches ou des poumons, l'influence de l'âge (Lasègue). (4)

D. Régularité. — Dans les affections cérébrales primitives ou secondaires, les respirations se succèdent à des intervalles inégaux, avec des intermittences. Ainsi, dans la méningite tuberculeuse, la respiration est inégale, intermittente et suspirieuse (Bouchut). (5)

---

(1) (2) Peter : Clinique médicale t. II page 299 et suivantes.

(3) (4) Lasègue : Loco cit. pages 25, 26.

(5) Bouchut : Maladies des Nouveau-nés page 174.

(Avec les altérations du bulbe, on observe une perturbation signalée par Cheyne et décrite par Stokes, connue sous le nom de respiration de Cheyne-Stokes : après un arrêt de 10 à 15 secondes en expiration, il se fait environ 28 respirations graduellement croissantes et décroissantes pendant une moyenne de 40 secondes ; après une nouvelle pause, la respiration recommence avec le même type (C. Paul). (1))

E. Interversion. — M. Bouchut a constaté, chez les enfants, ce qu'il a appelé la « respiration expiratrice » dans la pneumonie et la bronchite capillaire très intense. Le rhythme est interverti : il y a d'abord un mouvement actif et brusque d'expiration forcée, puis une inspiration passive. (2)

7° **Modification par la toux, le décubitus, l'effort respiratoire.** — Examiner dans quelle mesure la toux, l'effort respiratoire modifient ou annulent les respirations rude, rugueuse, râpeuse qui seraient mieux nommées : respirations avec demi-sibilance (Lasègue). (3)

Pour reconnaître les suppressions partielles du murmure vésiculaire, faire varier les conditions de la respiration, faire soutenir un son le plus longtemps possible : on a une inspiration qui donne le summum de la puissance aspirante. (Ces moyens sont supérieurs à la toux commandée (Lasègue). (4))

(1) C. Paul : Diagn. et trait[t] des maladies du cœur. page 542.
(2) Bouchut : Loco cit. pages 317 et 346.
(3) (4) Lasègue : Loco cit. pages 30, 31. - 32, 33.

8° **Époque d'apparition dans la maladie.** — A la première période de la phthisie : toux sèche indiquant le commencement de l'intolérance du poumon (Peter), inspiration rude et basse (Grancher), respiration saccadée, expiration prolongée.

Puis le murmure vésiculaire de moëlleux devient sec, rude, soufflant, ajoute M. Peter (1), mais ce n'est pas le souffle tubaire par condensation de l'inflammation et de l'infiltration périphymiques.

9° **Isolement ou association des modifications du murmure vésiculaire.** — Exemples de combinaisons :

— Inspiration rude et basse, permanente, sous une clavicule à gauche surtout, sans maladies antérieures graves : premier signe de l'imminence de la tuberculose (Grancher).

— Inspiration saccadée et rude.

— Inspiration saccadée et expiration prolongée.

— Expiration prolongée et rude.

Dans la tuberculose, cette dernière association est fréquente, mais non constante.

Dans l'emphysème (2), la modification de l'expiration porte plus sur la durée que sur le timbre ;

(1) Peter : Loco cit. 56e leçon.

(2) Ce qui caractérise surtout l'emphysème, c'est la respiration faible avec un tympanisme grave ; il faudrait un emphysème excessif pour modifier dans le même sens la sonorité et la respiration (respiration nulle, obtusion du son).

l'expiration prolongée n'est pas rude ordinairement (Barth et Roger). (1)

— On peut encore citer les respirations rude, sèche, granuleuse, râpeuse que Lasègue désigne sous le nom de respirations avec demi-sibilance, et dont il attribue le timbre à des bruits adventices légers dûs à un frottement bronchique superficiel : que la surface ne soit plus lisse, qu'elle soit enduite d'un mucus compacte ou que la bronche ait perdu son élasticité. (2)

II. — Bruits qui couvrent le murmure vésiculaire en s'y ajoutant.

RALES SECS, SIBILANTS & RONFLANTS.

La dénomination de respiration sibilante et ronflante donnée à ces râles par Woillez a le tort, il me semble, de ne pas faire rechercher la respiration sous-jacente. Il est vrai que la respiration plus ou moins pénétrante est ici, comme le dit Lasègue, difficile à découvrir par ce qu'elle est intimement liée aux râles (3) et parce que toute respiration sibilante

---

(1) Barth et Roger : Traité d'ausc. page 85.

(2) (3) Lasègue : Loco cit. Pages 30, 49.

fait croire à une expansion pulmonaire plus active, quand il y a au contraire entrave à la circulation de l'air. (1)

Les mucosités et le gonflement inflammatoire des bronches ne sont pas les seules causes des râles sonores : l'hyperhémie pulmonaire suffit pour les produire très souvent (Woillez). (2)

1° **Lieu.** — Étudier la distribution des râles.

Sont-ils disséminés ou localisés aux bases, aux sommets, etc. ?

2° **Temps.** — En général, ils existent aux deux temps de la respiration.

3° **Intensité.** — Les râles sont-ils fins ou gros ?

4° **Hauteur.** — Les râles ronflants sont comme la base des râles sibilants et musicaux (Lasègue). (3)

5° **Timbre.** — Défini par la comparaison avec divers bruits (chant d'oiseau, courant d'air à travers un pertuis étroit, ronflements gutturaux) (Lasègue); (4) (bruit de tempête de Récamier, s'ils sont très intenses).

6° **Rhythme.** — Peu important : ces râles se distinguent plus par leur intensité, leur hauteur, leur timbre que par leur rhythme (Lasègue). (5)

---

(1) page 51; (3) page 51; (4) page 48; (5) page 48. Lasègue. Loco cit.

(2) Woillez : Loco cit. page 482.

7° **Modification par la toux, le décubitus, l'effort respiratoire.** — Les gros râles ronflants sont les moins constants de tous les râles quand ils existent seuls, surtout s'ils sont trachéaux. Ils disparaissent par la toux, par une succession d'efforts. Plus il a fallu faire tousser avant leur disparition, plus les bronches où existent les râles sont petites (Lasègue). (1)

— Les râles fins, incisifs sont au contraire fixes, à peine modifiés par la toux (Lasègue). (2) Les râles sibilants disparaissent par la toux s'ils sont dûs à une mucosité ; ils persistent s'il y a un gonflement de la muqueuse (Woillez). (3)

8° **Époque d'apparition.** — Essentiellement mobiles, ces râles changent d'aspect à de courts intervalles. L'auscultation ne représente qu'un moment et une localisation transitoire des troubles bronchiques (Lasègue). (4)

Cette interruption dans la continuité des râles, qui disparaissent et reviennent d'un jour à l'autre, est souvent due à la congestion pulmonaire (Woillez) (5) idiopathique ou secondaire (au début ou au déclin des pneumonies, par exemple).

9° **Isolement ou association avec d'autres bruits.** — Examiner toujours si ces râles ne couvrent

---

(1) Page 54 ; (2) page 52 ; (4) page 55. Lasègue. Loco cit.
(3) Page 483 ; (5) page 484. Woillez. Loco cit.

pas d'autres bruits et de plus grande valeur diagnostique (respiration rude, craquements).

Rechercher comment sont agglomérés les divers types de râles secs. Il s'agit d'une bronchite ancienne, s'il y a une complication de râles sonores de calibre, de timbre, de tonalité différents (Lasègue). (1)

Y a-t-il des râles humides au milieu de ces râles confus ? C'est alors une preuve de l'extension de la lésion (Lasègue). (2)

RALES HUMIDES, CRÉPITANTS & SOUS-CRÉPITANTS

(Bruits d'exsudats liquides de Woillez).

Moins parasitaires que les râles secs (Lasègue), (3) c'est-à-dire, plus indépendants du murmure vésiculaire, ils annoncent la présence de liquides dans les voies aériennes (matières séreuses, muqueuses, puriformes, sanguinolentes).

1° Lieu. — Etudier la distribution de ces râles. — Sont-ils localisés aux sommets, aux bases, à l'une des bases ?

Prédominants ou localisés à un ou deux sommets, ils peuvent signifier une bronchite tuberculeuse, quelquefois la gangrène ou la dilatation bronchique.

---

(1) (2 et 3) Lasègue : Loco cit. Pages 49, 47.

Dans la bronchite, ils sont limités ou plus prononcés qu'ailleurs aux deux bases postérieures; ils s'élèvent plus ou moins haut; très haut en arrière, s'ils sont entendus en avant sous les mamelons (Woillez). (1)

Aucune bronchite simple n'est unilatérale à n'importe quel moment de son décours (Lasègue) (2), à moins que, pendant la convalescence de la bronchite franche, les râles ne disparaissent d'abord dans le côté le moins affecté (Woillez) (3). Si donc, après une bronchite, les râles sous-crépitants persistent d'un seul côté, songer à une lésion du parenchyme ou à une dilatation des bronches.

Suivant le Dr Collin, dans la congestion pulmonaire de nature arthritique, le râle sous-crépitant serait localisé d'un ou des deux côtés vers le tiers inférieur de la ligne axillaire. (4)

— Sont-ils disséminés? également ou inégalement?

Lasègue a appelé l'attention sur la mobilité de siège et d'étendue des râles dans les bronchites albuminuriques (5), et sur leur dissémination inégale dans

(1) Page 482; (3) page 484. Woillez. Loco cit.

(2) Lasègue : Loco cit. Page 42.

(4) Dr Collin (méd. inspecteur de St-Honoré). Du diagnostic de la congestion pulmonaire de nature arthritique et de son traitement. Paris 1877. V. Delahaye.

(5) Lasègue : Bronchites albuminuriques. Archives gén. de méd. 1879. Janvier et suivants.

les autres bronchites diathésiques (diabète, goutte, maladies cardiaques, etc. (1))

2° **Temps.** — Les râles sous-crépitants existent aux deux temps de la respiration.

— Le râle crépitant d'engouement pulmonaire (pneumonie, point hémoptoïque, congestion, œdème) ne s'entend qu'à la fin de l'inspiration. Il en est de même des crépitations fines, sèches, discrètes, constatées par M. Grancher dans la spléno-pneumonie. (2)

On distinguera ce râle d'un bruit passager de déplissement des dernières cavités aériennes que l'on rencontre en arrière des poumons, chez des malades qui sont restés couchés sur le dos un certain temps (Woillez). (3)

Chez l'enfant, il n'y a pas de râle crépitant si ce n'est dans la seconde enfance : la crépitation du premier degré de la pneumonie se rapproche du râle sous-crépitant (Bouchut) (4) (Grisolle). (5) — Barth et Roger ont cependant signalé quelquefois un râle crépitant d'une finesse extrême. (6)

---

(1) Pages 42, 43. Lasègue. Technique de l'ausc. pulm.

(2) Grancher : De la spléno-pneumonie. Soc. méd. des Hôp. 10 Août 83 et Gaz. des Hôp. 23 Août 83.

(3) Woillez : Diagnostic médical. page 907.

(4) Bouchut : Loco cit. page 347.

(5) Grisolle : Path. int. t. I page 396.

(6) Barth et Roger : Dict. encycl. art. crépitant. page 270.

3° **Intensité.** — C'est-à-dire nombre et grosseur des bulles.

Lasègue [1], conseille de prendre la mesure sur la 5e ou la 6e respiration, parce que la première est la plus riche en râles.

D'après le nombre et la grosseur des bulles, il y a plusieurs variétés de râles depuis ce râle qui fait en quelque sorte explosion sous l'oreille, tant les bulles sont fines et confluentes [2] (pneumonie), jusqu'au gros râle muqueux à bulles lourdes et grosses qui ressemble au gargouillement (bronchite purulente). On désigne ces nuances sous les noms de

râles crépitants.		
		fins (bronchite capillaire).
râles sous-crépitants		moyens, râles muqueux fins.
		gros, » » gros.

Si l'on constate des bulles volumineuses dans des endroits où le calibre normal des bronches est étroit, si en un mot les râles ont un caractère hétérotopique (Jaccoud) [3], on a probablement affaire à l'ectasie uniforme des bronches.

4° **Hauteur.** — Les râles sous-crépitants à timbre métallique ont une sorte d'acuité.

5° **Timbre.** — Le timbre des râles sous-crépitants est métallique quand le poumon est induré.

---

(1) Page 46. Lasègue. Technique de l'ausc. pulm.

(2) Woillez : Diagnostic médical. page 907.

(3) Jaccoud : Path. int. t. I. p. 796.

6° **Rhythme.** — C'est-à-dire :

égalité ou inégalité (grosseur égale ou inégale) des bulles.
régularité ou irrégularité (intervalles réguliers ou irréguliers entre les bulles).

Si les bulles se succèdent régulièrement, l'effort inspiratoire ou expiratoire est brusque, continu.

Si elles diminuent de fréquence et d'intensité à la fin de l'in ou de l'expiration, l'effort est vite épuisé (Lasègue). (1)

7° **Modification par la toux, le décubitus, l'effort.** — Les gros râles muqueux seuls disparaissent un moment par la toux.

Quand les bronches sont encombrées, les râles (sous-crépitants) peuvent aussi apparaître par la toux et le traitement qui rendent plus facile la circulation de l'air (Woillez). (2)

8° **Époque d'apparition.** — Dans la pneumonie, le râle crépitant n'existe pas toujours dès le début ; car l'exsudat visqueux traversé par l'air inspiré ne se rencontre pas toujours dès le début ; dans 1/4 des cas, il survient en retard ; quelquefois même il n'y a pas de râle humide dans tout le cours de la maladie (Woillez) (3). Le râle sous-crépitant (de retour) succède au souffle ou coïncide avec lui, quand l'exsudat commence à se liquéfier : ordinairement dans le cours du 2e septénaire.

---

(1) Lasègue : Loco cit. page 47.

(2) Page 483 ; (3) p. 492, 493. Woillez. Traité d'ausc. et de perc.

Dans la bronchite, les râles sous-crépitants indiquent souvent le passage à la broncho-pneumonie. Dans la tuberculose, ils surviennent après les craquements, et annoncent l'inflammation des bronches, la pneumonie circonférentielle (Peter). (1)

9° **Isolement ou association avec d'autres bruits.** — Avec les râles secs.

— » le souffle.

— » les craquements humides. Ainsi les craquements humides, les râles crépitants de bronchite capillaire, les râles sous-crépitants gros et moyens sont les signes de bronchite et de pneumonie périphymiques (Peter). (2)

CRAQUEMENTS

Rapportés par M. Cornil, au déplissement des lobules sains comprimés par les lobules malades ; par M. Parrot, au déplissement des parois alvéolaires aplaties par l'exsudat inflammatoire ; par M. Peter, qui cite ces deux opinions sans les admettre, à l'hyperhémie circonférentielle des tubercules. (3)

---

(1) (2) Peter : Clinique méd. t. II. 56e leçon.

(3) Peter : Loco cit. page 297.

1° **Lieu.** — Régions sous-claviculaires et fosses sus-épineuses, où ils sont très mobiles.

2° **Temps.** — A l'in ou à l'expiration, ou encore aux deux temps de la respiration.

3° **Intensité.** — Plus ou moins grande, suivant que les craquements sont fins ou gros.

4° **Hauteur.** — Caractère difficile à apprécier, peu important d'ailleurs.

5° **Timbre.** — Sec ou humide.

6° **Rhythme.** — Pressé ou ralenti.

7° **Modifications par la toux, le décubitus, l'effort respiratoire.** — Par la toux, ils sont modifiés ou non, mais disparaissent moins facilement que les gros râles muqueux (Fabre). (1)

8° **Epoque d'apparition.** — Bien que les craquements aient pour caractéristique d'être un composé de bruits inégaux et dissemblables (Lasègue) (2), il est parfois impossible de ne pas les confondre avec les râles, les frottements, la respiration saccadée, etc. — Tous ces bruits localisés aux sommets sont souvent *difficiles à interpréter.* — En effet ils peuvent exister :

---

(1) Fabre : Loco cit.

(2) Lasègue : Loco cit. page 58.

A. Sans qu'il y ait de tubercules :
dans la congestion pulmonaire des hystériques, l'hémoptysie, la dilatation bronchique, la convalescence de la pneumonie du sommet, de la pleurésie, de la rougeole (Woillez) ; (1)
dans les maladies de Bright et d'Addison, où l'œdème pulmonaire du sommet simule quelquefois la phthisie (Fabre). (2)

B. Avant le ramollissement des tubercules, pendant les poussées congestives des sommets.

C. Après le ramollissement des tubercules, avec des cavernes dont les parois accolées s'écartent à l'inspiration ou dans lesquelles débouche une bronche où éclatent des mucosités visqueuses (Woillez). (3)

9° **Isolement ou association avec d'autres bruits.** — Les craquements peuvent être aussi *difficiles à reconnaître,* s'ils sont masqués :

— par les gros râles muqueux et sonores du catarrhe,
— par les râles sibilants et ronflants de l'emphysème (râles dus au catarrhe concomitant),
— par les râles laryngiens de la phthisie laryngée, qui ne retentissent pas, il est vrai, à l'extré-

---

(1) Woillez : Loco cit. de page 592 à 595.

(2) Fabre : Troubles vaso-moteurs dans les néphrites. Gaz. des Hôp. 29 Janv. et 5 Fév. 1884.

(3) Woillez : Loco cit. pages 588, 599, 600.

mité externe de la fosse sus-épineuse gauche (Fabre), (1)

— par les râles de la bronchite tuberculeuse des enfants qui occupe les deux côtés de la poitrine. Les bulles sont cependant plus grosses, plus, nombreuses, plus persistantes aux sommets qu'à la base.

GARGOUILLEMENTS

Nom donné par Laënnec aux râles caverneux.

Bruits adventices irréguliers de Lasègue.

1° **Lieu.** — Aux sommets, s'il y existe des cavernes, dont la cause la plus fréquente est l'ulcération des tubercules ; ou même, en l'absence de cavernes, quand, dans la pleurésie, les mucosités s'amassent vers la racine des bronches qui refoulées de bas en haut s'incurvent et s'infléchissent (Barth). (2)

— A la partie moyenne, dans l'adénopathie trachéo-bronchique, ordinairement vers la 4e vertèbre dorsale

---

(1) Fabre : Les phthisies latentes et larvées. Gaz. des Hôp. 26 Janv. et 2 Fév. 1882.

(2) Barth cité par M. Gueneau de Mussy : Étude sur la transmission des sons à travers les liquides endo-pleurétiques, suivie de q. q. considérations sur les signes physiques de la pleurésie. Paris 1876. A. Delahaye. page 32.

et la première pièce du sternum. — Si la tuberculose s'étend aux ganglions bronchiques qui accompagnent les bronches jusques dans le parenchyme du poumon, une grande caverne peut se former dans le lobe inférieur chez les jeunes sujets (Barth et Roger). (1)

— Aux bases le plus souvent, dans la bronchopleurésie et dans les

pneumonies { franche (au 3e degré). — catarrhale (plus rarement). . Les râles muqueux, qui retentissent dans des bronches indurées ou comprimées, prennent alors un timbre métallique qui les fait ressembler au gargouillement et donnent la sensation d'un *bruit de friture* (Gueneau de Mussy). (2)

2o **Temps**. — Aux deux temps de la respiration.

3o **Intensité**. — Plus ou moins grande. Les gargouillements sont fins ou gros, cavernuleux ou caverneux.

4o **Hauteur**. — Élevée, quand le timbre est nettement métallique.

5o **Timbre**. — Caverneux, creux, métallique.

6o **Rhythme**. — Irrégulier.

---

(1) Barth et Roger : Dict. encycl. art. caverneux. page 494.
(2) Gueneau de Mussy : Loco cit. page 32.

7° **Modifications par la toux, le décubitus, l'effort respiratoire.** — Les gargouillements, qui cessent après l'expectoration, apparaissent souvent par la toux et les grandes inspirations.

Dans les cas de vomiques avec fistule pleuro-bronchique, on peut essayer de vider la loge pleurale par la position seule : décubitus sur le ventre, tête en bas (M. Raynaud) (1), (Trastour). (2)

8° **Epoque d'apparition.** — A la phase ulcérative de la tuberculose pulmonaire.
— Dans la pneumonie caséeuse, si le malade vit assez pour que le ramollissement s'effectue : aux râles sous-crépitants plus ou moins fins du début, à la respiration faible qui remplace souvent le souffle, succèdent alors les râles humides cavernuleux, caverneux (Peter). (3)

— Dans la pneumonie qui se termine par l'infiltration purulente, hépatisation ou mieux *déshépatisation* grise (Metzquer) (4), le souffle se mélange de gros râles humides en même temps que les symptômes généraux s'aggravent et que les crachats de pus émulsionné deviennent grisâtres ou jus de pruneaux.

9° **Isolement ou association avec d'autres**

---

(1) M. Raynaud : Gaz. des Hôp. 6 Avril 1880.

(2) Trastour : Gaz. méd. de Nantes. Juillet 1884.

(3) Peter : Gaz. des Hôp. 18 Nov. 1875.

(4) Metzquer (de Montbozon) : Gaz. des Hôp. 26 Sept. 1882.

signes. — Avec les gros râles muqueux ; jamais avec les râles secs (Lasègue). (1)

Avec les autres bruits cavitaires (souffle caverneux, voix et toux caverneuses).

FROTTEMENT PLEURAL

Forme avec le sifflement et le claquement diphthéritiques, les bruits d'exsudats solides de Woillez.

« Existe-t-il une pleurite sèche (2), primitive sans traces d'épanchement ? — Les fausses membranes qui persistent après la résolution de l'épanchement donnent-elles lieu à un bruit de frottement ? — Le bruit n'est-il pas dû à une lésion secondaire des extrémités bronchiques, qui confinent plus ou moins à la plèvre, et n'est-ce pas parce qu'il est plus superficiel que les autres râles, qu'on en a fait une espèce distincte ? — Autant de problèmes fréquemment soulevés, imparfaitement résolus (Lasègue). » (3)

---

(1) Lasègue : Loco cit. page 61.

(2) La pleurésie sèche n'était guère admise par Laënnec ; elle a été observée 1 fois sur 82 cas (Woillez), 1 fois sur 60 cas (Dieulafoy), et se rencontre principalement dans la phthisie. — La pleurésie serait d'ailleurs presque toujours la manifestation d'un état diathésique tuberculeux (Landouzy. Gaz. des Hôp. 30 Oct. 1884).

(3) Lasègue : Loco cit. page 57.

1° **Lieu.** — On entend le frottement pleural dans la partie lésée, au début de la pleurésie.

A la fin de la maladie, le frottement (de retour) apparaît de haut en bas, au fur et à mesure que l'épanchement se résorbe.

Pendant la période de l'épanchement, il se retrouve encore assez souvent sur la limite extrême de la collection liquide. Quand le liquide n'envahit pas la région latérale, c'est surtout au-dessous de l'aisselle (où l'étendue des mouvements respiratoires est à son maximum) que le frottement est le plus fort (Gueneau de Mussy). (1)

Quelquefois très limité, à un sommet par exemple, il est constitué par deux ou trois saccades (variété de respiration saccadée), et indique la diathèse tuberculeuse, qu'il y ait ou non des tubercules périphériques.

2° **Temps.** — A l'inspiration le plus souvent, rarement à l'expiration seule, fréquemment aux deux temps, quelquefois seulement à la fin des longues inspirations.

3° **Intensité.** — Variable du frôlement au râclement et au bruit de cuir neuf.

4° **Hauteur.** — Rien à en dire.

5° **Timbre.** — Sec, bien que le frottement soit

---

(1) Gueneau de Mussy : Loco cit. page 28.

plus gros et plus humide que les râles de la spléno-pneumonie (Grancher). (1)

6° **Rhythme.** — La forme type du bruit de frottement, le murmure ascensionis et descensionis de Reynaud, est un bruit sec, superficiel constitué par une série de ressauts séparés par des intervalles irréguliers (Gueneau de Mussy). (2)

7° **Modifications par la toux, le décubitus, l'effort respiratoire.** — Le frottement n'est pas modifié par la toux, ce qui, avec la sécheresse et le rapprochement de l'oreille, le distingue des râles.

8° **Epoque d'apparition.** — A moins que la pleurésie ne s'observe dans le cours d'une affection préexistante, le frottement est plus souvent entendu au déclin qu'au début de la pleurésie.

Le distinguer d'un râle crépitant de déplissement qui se montre quelquefois après les épanchements rapidement résorbés (Gueneau de Mussy). (3)

9° **Isolement ou association avec d'autres bruits.** — Avec les signes de la pneumonie corticale qui coïncide toujours avec une phlegmasie sèche et limitée de la plèvre.

— Avec d'autres bruits dus à la présence des tubercules dans la pleurésie sèche du sommet.

---

(1) Grancher : Loco cit.

(2) (3) Gueneau de Mussy : Loco cit. pages 28, 29.

— Avec les signes d'un épanchement pleural dont le frottement occupe les limites supérieures et latérales.

III. — Bruits qui remplacent le murmure vésiculaire.

SOUFFLE BRONCHIQUE.

SOUFFLE. — Respiration soufflante (Woillez).

Le nom de souffle a été abusivement donné aux respirations sèches et rudes ; il doit être réservé pour les in et expirations qui présentent les caractères suivants :

« 1° Sensation d'un bruit qui passerait dans un tube de diamètre variable et dont la paroi interne ne serait ni souple, ni lisse ; 2° sensation d'une colonne d'air qui, ayant traversé le tube, serait projetée au-delà ; 3° sensation donnant à croire que le bruit a son origine en dehors du thorax du malade et qu'il se produit dans l'oreille externe et même dans l'oreille interne de l'observateur (Lasègue). » (1)

Le souffle sera donc distingué soigneusement :

— du bruit buccal (voir : expiration prolongée),

---

(1) Lasègue : Loco cit. pages 33, 34.

— de la respiration supplémentaire, par l'augmentation de la sonorité et des vibrations vocales (emphysème actif),

— de la respiration rude, par l'absence de la sensation de passage dans un tube,

— du souffle caverneux, par le timbre cavitaire,

— de la respiration ronflante qui existe au début et à la fin de la pneumonie quand le souffle décroît,

— de la respiration sibilante qui est quelquefois analogue au souffle ou qui lui est ajoutée, auquel cas il faut faire la part de chaque élément.

Quant aux inspirations humées (1), elles sont, comme le dit Lasègue (2), des variétés de souffle. Il s'agit de sensations empruntées au passage de l'air dans un tube, qu'elles éveillent l'idée d'une pompe aspirante ou foulante. Il n'y a pas à tenir compte de cette distinction subtile qu'on a voulu établir entre le souffle normal (!), commençant par un *h* aspiré, et le souffle morbide, commençant par un *v* ou par un *f*.

4° **Lieu.** — Rechercher le siège du souffle :

Aux sommets dans les inflammations densituberculeuses, et dans les pneumonies du sommet (fré-

---

(1) Par exemple : le *bruit de succion* signalé par M. G. de Mussy dans l'adénopathie bronchique.

(2) Lasègue : Loco cit. page 38.

quentes surtout chez les enfants (Barth et Roger) (1), (J. Simon) (2),) dont le pronostic est plus grave si le souffle est entendu à la fois en avant et en arrière (Bucquoy). (3)

A la racine des bronches, contre l'épine vertébrale (souffle prœvertébral), dans la congestion pulmonaire, tandis que, dans la pneumonie, le souffle a son centre dans le tissu même du poumon à une certaine distance de la colonne vertébrale (Woillez). (4)

Au niveau de la partie supérieure du liquide, dans la pleurésie, c'est-à-dire dans le point qui est le moins éloigné des bronches et où l'épanchement a la plus petite épaisseur. Si la congestion pulmonaire coïncide avec l'épanchement, le souffle descend plus ou moins bas dans le liquide (Potain). (5)

A la base, au sommet ou à la région des grosses bronches en arrière dans la sclérose pulmonaire (du Castel). (6)

---

(1) Barth et Roger : Dict. enc. art. caverneux. page 493.

(2) Jules Simon : Gaz. des Hôp. 20 Mai 1882.

(3) Bucquoy : Formes cliniques de la pneumonie. Gaz. des Hôp. 12 Juin 1879.

(4) Woillez : Loco cit. page 493.

(5) Potain : Cong. pulm. et épt. pleurét. Gaz. des Hôp. 27 Octobre 1881.

(6) Du Castel : Tuberculose et sclérose pulmonaire :
Soc. méd. des Hôp. 28 Mars 84.
Gaz. des Hôp. 1er Avril 1884.

— Étudier comment le souffle se répartit dans la région.

Est-il à foyers multiples, ou a-t-il un foyer central avec irradiations décroissantes (Lasègue)? (1)

— Lorsqu'il existe un souffle de chaque côté de la poitrine, examiner si l'un des bruits n'est pas dû à la transmission, à la propagation de l'autre, et s'ils ont des caractères semblables ou différents. (2)

2° **Temps.** — A l'inspiration, dans la congestion pulmonaire.

— Souvent à l'expiration, dans la pleurésie.

— D'abord à l'expiration, avant d'exister aux deux temps, dans la pneumonie (Jackson et Grisolle)(3), dans la pneumonie des enfants (J. Simon). (4)

3° **Intensité.** — Le souffle est rapproché (pneumonie) ou éloigné de l'oreille (pleurésie, splénisations hypostatiques de la fièvre typhoïde). (5)

---

(1) Lasègue : Loco cit. page 40.

(2) La pneumonie double est rare; elle a été souvent confondue avec la pneumonie accompagnée de congestion dans l'autre poumon. (Woillez. Loco cit. p. 478).

— Quant à la pleurésie double, elle est presque toujours tuberculeuse, moins souvent cancéreuse, quelquefois simple ou rhumatismale. (Pidoux. Loco cit. page 324 et suivantes).

(3) Grisolle : Path. int. t. I. page 397.

(4) Jules Simon : Loco cit.

(5) La respiration est plutôt faible dans ces splénisations qui sont un mélange de collapsus et d'hyperhémie. (Griesinger. Traité des maladies infectieuses page 254).

Il varie d'ailleurs d'intensité dans le cours d'une même maladie, et peut paraître plus fort qu'il ne l'est réellement s'il s'y ajoute une sibilance superficielle (Lasègue). (1)

4° **Hauteur.** — Plus élevée dans la pleurésie où les tubes sonores sont aplatis, que dans la pneumonie où les bronches restent cylindriques.

5° **Timbre.** — Élément le plus important du souffle pour l'usage stéthoscopique (Lasègue) (2), chez l'enfant surtout, ajouterons-nous : car le souffle est plus faible que chez l'adulte à cause du petit calibre des bronches (c'est plutôt de la respiration rude) ; et d'autre part, à l'état sain, le murmure vésiculaire ressemble à du souffle vers l'épine de l'omoplate, les lobules pulmonaires étant plus rapprochés des grosses bronches à cause du petit volume des poumons ; il est donc ici très utile de bien apprécier le timbre, pour faire un diagnostic exact.

Le souffle de la congestion a un caractère moëlleux remarquable (Woillez). (3)

La pleurésie donne le type des souffles en *é* et en *i* ; la pneumonie celui des souffles en *a*, en *o*, en *ou* (Lasègue). (4)

6° **Rhythme.** — de la respiration.

---

(1) (2) (4) Lasègue : Loco cit. pages 39, 36, 37.

(3) Woillez : page 493.

7° **Modifications par la toux, le décubitus, l'effort respiratoire.** — Quelquefois le souffle (et la bronchophonie) n'apparaissent que par la toux (Woillez) (1) et les grandes inspirations, plus souvent dans la pleurésie que dans la pneumonie.

8° **Epoque d'apparition.** — Dans les premières heures (congestion pulmonaire) (R. Serrand). (2)

— Du 3e au 6e jour (pneumonie des adultes) (Grisolle) (3) ; le souffle (et le râle crépitant) peuvent, dans quelques pneumonies des vieillards, être remplacés par la respiration faible ou le silence respiratoire (Grisolle) (4), (Barth et Roger). (5)

— Au 3e jour (pneumonie des enfants) (J. Simon). (6)

— Quand l'épanchement est assez abondant, donc après un certain temps (pleurésie) (R. Serrand). (7)

— Dans la tuberculose, si le poumon est induré par une hépatisation ou une infiltration tuberculeuse, ou si l'obstruction d'une caverne donne lieu à des bruits bronchiques.

---

(1) Woillez. page 493.

(2) (7) R. Serrand : Etude clinique sur les rapports de la congest. pulm. et de la pleurésie aiguë avec épanchement. Paris 1878. A. Delahaye.

(3) (4) Grisolle : Loco cit. pages 399, 431.

(5) Barth et Roger : Traité d'ausc. note page 71.

(6) Jules Simon : Loco cit.
1er jour : Respiration un peu faible, rien à la percussion.
2e » : Apnée, expiration un peu soufflante.

9o **Isolement ou association avec d'autres signes.** — Avec les râles sous-crépitants et la bronchophonie (pneumonie).

— Avec l'égophonie et la pectoriloquie aphone (pleurésie), l'égophonie disparaissant quand l'épanchement et le souffle augmentent, revenant quand le souffle redevient plus doux et que l'épanchement diminue.

— Avec l'expiration prolongée.

— Avec les râles sibilants et ronflants.

— Avec le retentissement de la voix et assez souvent la pectoriloquie aphone (sclérose pulmonaire) ; et, au moment des crises de congestion pulmonaire, avec de petits râles fins et secs dans le foyer scléreux, une sibilance diffuse dans le reste des poumons, et une expectoration visqueuse très abondante (du Castel). (1)

BRONCHOPHONIE.

— Ne jamais se dispenser de l'examen de la voix auscultée (Lasègue). (2)

— Faire articuler le mot *tren-te-trois* (formé de syllabes rudes et sonores, ainsi que l'a recommandé

---

(1) Du Castel : Loco cit.

(2) Lasègue : Loco cit. page 64.

Baccelli) sur une note haute (*la* du diapason), en portant la voix, en prononçant distinctement et d'une façon aussi scandée que possible (Lasègue). [1]

1° **Lieu.** — Dans la région du souffle et de la matité (pneumonie, induration pulmonaire tuberculeuse, sclérose pulmonaire).

2° **Temps.** — (A l'expiration).

3° **Intensité.** — Plus ou moins accusée depuis le retentissement léger de la voix.

4° **Hauteur.** — (de la voix).

5° **Timbre.** — Bourdonnant ; comme métallique, dans la pneumonie ; quelquefois chevrotant (broncho-égophonie).

6° **Rhythme.** — (du mot prononcé).

7° **Modifications par la toux, le décubitus, l'effort respiratoire.** — Quelquefois la bronchophonie n'apparaît que par la toux.

8° **Époque d'apparition.** — En même temps que le souffle (pneumonie).

9° **Isolement ou association avec d'autres signes.** — La bronchophonie n'appartient pas à la pleurésie ; elle indique une congestion pulmonaire derrière l'épanchement si elle existe avec l'égophonie,

(1) Lasègue : Loco cit. page 65.

ou si elle est constatée au-dessus du liquide avec atténuation des vibrations thoraciques (Potain cité par R. Serrand). (1)

— Dans quelques cas de pneumonie, d'adénopathie bronchique, la bronchophonie s'accompagne d'un phénomène désigné par Woillez sous le nom de *voix soufflée* : qui consiste en un souffle saccadé après chaque syllabe, suivant en d'autres termes les articulations de la voix laryngienne au lieu d'être isochrone avec elles. (2)

ÉGOPHONIE.

Exclusive à l'épanchement pleural, n'existe ni dans les tumeurs de la plèvre, ni dans l'augmentation de volume du foie.

Voix plus ou moins aiguë, plus ou moins aigre paraissant être un écho de celle du malade ; quelquefois le chevrotement ne portant que sur la finale des mots (Laënnec). (3)

1° **Lieu.** — A la partie supérieure du liquide, où il y a une moindre épaisseur d'épanchement et un

---

(1) R. Serrand : Loco cit.

(2) Woillez : Loco cit. page 259.

(3) Laënnec : 3e édition t. II pages 70, 71.

retentissement plus fort de la voix : en général, dans la moitié inférieure de la fosse sous-épineuse.

Le niveau de l'égophonie est très bas, si la congestion du poumon accompagne l'épanchement (Potain cité par Serrand). (1)

Des brides, des adhérences incomplètes peuvent limiter le refoulement du poumon (Gueneau de Mussy) (2) : il se fait, comme dans le cas de congestion pulmonaire, où le poumon plonge dans l'épanchement, une répartition plus uniforme du liquide épanché, et l'on trouve encore de l'égophonie dans toute la hauteur de l'épanchement.

2o **Temps**. — (A l'expiration).

3o **Intensité**. — Très accentuée si 60 à 100 grammes de liquide (Gueneau de Mussy). (3)

L'intensité peut varier sans amoindrir l'autorité du signe, à la condition qu'il reste strictement conforme au type (Lasègue). (4)

4o **Hauteur**. — Tonalité aiguë constante, caractère fondamental pour Laënnec (citation Gueneau de Mussy). (5)

---

(1) R. Serrand : Loco cit.

(2) (3) (5) G. de Mussy : Loco cit. pages 34 et 33.

(4) Lasègue : Loco cit. page 68.

5° **Timbre.** — Aigre, chevrotant, à distinguer du chevrotement normal qui existe quelquefois chez :

les femmes maigres et les enfants (Skoda),
les vieilles femmes (Grisolle et Walshe),
les hommes à poitrine large et maigre dont la voix est très basse et très vibrante (Gueneau de Mussy). (1)

Ce chevrotement est moins aigre et moins superficiel que l'égophonie et s'entend des deux côtés.

6° **Rhythme.** — (de la parole).

7° **Modifications par la toux, le décubitus, l'effort respiratoire.** — Le siège de l'égophonie peut, comme l'a montré M. Raynaud, varier avec les positions qu'on fait prendre au malade : il peut disparaître dans la région interscapulaire quand on fait coucher le malade sur le ventre (G. de Mussy). (2)

8° **Epoque d'apparition.** — L'égophonie disparaît quand l'épanchement augmente, reparaît s'il diminue.

9° **Isolement ou association avec d'autres signes.** — L'égophonie dégagée de toute combinaison a une signification absolue. Mais les égophonies bâtardes avec résonnance vocale d'un timbre différent n'ont qu'une valeur secondaire (Lasègue) (3). Il faut,

---

(1) (2) Gueneau de Mussy : Loco cit. pages 35, 34.
(3) Lasègue : Loco cit. pages 66, 67.

malgré la diminution des vibrations et la matité, n'affirmer l'épanchement intrà-pleural que si l'égophonie est très pure (et le souffle très aigu) (Grancher).[1]

SOUFFLES CAVERNEUX ET AMPHORIQUE.

— Donnent la sensation d'une propulsion d'air dans une caverne ou une cavité plus ou moins close, plus ou moins étendue, plus ou moins circonscrite par des parois rigides, vibrantes, etc. (Lasègue).[2]

— Ne pas confondre le souffle à timbre cavitaire et la respiration s'effectuant avec le même timbre (Lasègue).[3]

— Se rappeler que chez quelques individus la respiration et la toux naturelles sont plus ou moins creuses, et que le retentissement d'une voix grave peut simuler la voix caverneuse (Barth et Roger).[4]

1° **Lieu**. — Aux sommets, dans la tuberculose pulmonaire, le centre du souffle caverneux s'abaissant évidemment si l'excavation devient très vaste (souffle amphorique).

(1) Grancher : De la spléno-pneumonie. Loco cit.

(2) (3) Lasègue : Loco cit. pages 36, 37.

(4) Barth et Roger : Dict. encycl. art. caverneux. page 491.

— En divers points, dans la pleurésie, quand le tissu pulmonaire comprimé et privé d'air [1] transmet le bruit des grosses bronches et de la trachée (pleurésie pseudo-caverneuse (Peter)) : le long du rachis, vers l'épine ou l'angle inférieur de l'omoplate, à la base postérieure, sous la clavicule ou dans la fosse sus-épineuse. — Si le souffle correspond à une partie du poumon qui n'est certainement pas comprimée par l'épanchement, il indique d'une façon presqu'incontestable un état congestif du poumon, très probablement accompagné d'un certain degré d'atélectasie (Homolle). [2]

— En divers points, dans le pneumo-thorax : quelquefois au sommet : diagnostic alors difficile entre le pneumo-thorax peu étendu et une très vaste excavation (Barth et Roger). [3]

— Ordinairement vers la base ou la partie moyenne en arrière (dilatation des bronches) ; quelquefois cependant au sommet, de l'un ou des deux côtés.

— A un ou deux sommets et surtout à une ou deux

---

(1) C'est ainsi qu'agissent aussi les tumeurs du poumon ou du médiastin. — Quand il existe des signes cavitaires sous la clavicule, il ne faut pas oublier les abcès de la partie antérieure et supérieure du médiastin, décrits par Boyer, qui peuvent se terminer par vomique en perforant la plèvre et le poumon, abcès dont le point de départ est souvent dans les ganglions chez les tuberculeux et les scrofuleux. Trastour. Gaz. méd. de Nantes. Juillet 1884.

(2) Homolle : De la tension intrà-thoracique dans les épanchem[ts] pleuraux. Revue mensuelle de méd. et de chir. 10 Février 1879.

(3) Barth et Roger : Loco cit. page 493.

bases dans la broncho-pneumonie (consécutive à la rougeole et à la coqueluche) avec induration pulmonaire et dilatation des bronches.

— Vers la 4e vertèbre dorsale et la 1ère pièce du sternum dans l'adénopathie trachéo-bronchique.

2° **Temps.** — Aux deux temps (souffle caverneux); surtout à l'inspiration(1) (souffle amphorique) (Barth et Roger). (2)

3° **Intensité.** — Variable depuis le souffle caverneux léger jusqu'au souffle amphorique.

4° **Hauteur.** — Non étudiée.

5° **Timbre.** — Creux, amphorique.

6° **Rhythme.** — (de la respiration).

7° **Modifications par la toux, le décubitus, l'effort respiratoire.** — Quelquefois les signes cavitaires ne s'entendent que si la toux et les grandes inspirations ont produit l'écartement des parois accolées de l'excavation. — Dans d'autres cas, leur insuffisance est absolue, quelle que soit l'énergie de la respiration (Woillez). (3)

8° **Epoque d'apparition.** — Woillez (4) fait observer avec raison, qu'au point de vue clinique,

---

(1) Si une fistule pleuro-bronchique est transformée en soupape par des dépôts fibrineux.

(2) Barth et Roger : Loco cit. page 492.

(3) (4) Woillez : Loco cit. pages 602, 587.

l'évolution des tubercules après leur état de crudité n'a qu'une période. Si la distinction de la fonte tuberculeuse et des ulcérations caverneuses peut paraître légitime théoriquement, pratiquement elle est impossible. Du moment que le ramollissement est effectué et que l'air pénètre dans la cavité qui résulte de ce ramollissement pour y produire des bruits spéciaux à l'auscultation, il y a une caverne formée : une cavernule, dira-t-on, mais les signes qui se rapportent aux petites cavernes se rencontrent aussi avec les grandes et inversement.

En effet, pour que les signes caverneux existent, il faut que la caverne soit :

superficielle,
assez vaste,
béante (Woillez) (1),
non remplie de mucosités,
accessible à l'air.

Il en résulte que les signes caverneux pourront être considérables pour une petite caverne, si elle réunit plusieurs de ces conditions (2). D'autre part, on peut n'entendre que des craquements avec une caverne plus ou moins vaste ou anfractueuse, si les parois

Woillez : Loco cit. (1) page 601 — q.q.fois diminution de la béance intrà-pulmonaire par suite de l'engorgement péri-bronchique (p. 566).
(2) page 600.

accolées s'écartent à l'inspiration, ou s'il y débouche une bronche où éclatent des mucosités visqueuses (Woillez). (1)

C'est donc par l'évolution graduelle des symptômes et non par des signes spéciaux qu'on pourra reconnaître le début ou une époque plus avancée de la deuxième période de la phthisie.

— Quand on devra faire un diagnostic à un simple examen du malade, on aura toujours présentes à l'esprit ces trois propositions :

A. Les signes cavitaires peuvent exister sans tubercules (bien que neuf fois sur dix les cavernes soient tuberculeuses).

B. Les signes cavitaires peuvent exister sans cavernes.

C. Les cavernes peuvent exister sans signes cavitaires.

A. *Les signes cavitaires peuvent exister sans tubercules :*

— dans la dilatation bronchique (expectoration plus abondante et moins homogène que dans la tuberculose, souvent par crises, fétide quelquefois; hémoptysies tardives et peu abondantes ; bon état de la nutrition pendant plusieurs années ; quelquefois aplatissement dans la région lésée (Dieulafoy)). (2)

(1) Woillez : Loco cit. pages 599, 600, 588.

(2) Dieulafoy : Gaz. des Hôp. 3 et 10 Février 1881.

— **dans l'abcès du poumon** (avant les signes de l'excavation, expectoration purulente (vomique) : pus phlegmoneux, peu abondant, vers le 15e jour d'une pneumonie ; très rarement (Woillez) (1), (Grisolle)). (2)

— **dans la gangrène pulmonaire** (ordinairement diffuse et souvent mortelle ; quelquefois circonscrite et curable, l'élimination des parties sphacélées produisant alors une excavation. — Antécédents de pneumonie ou de pleurésie purulente causées par la gangrène ; odeur fétide de l'haleine et de l'expectoration, mélange d'odeur alliacée et de macérations anatomiques (Bucquoy)). (3)

— **dans l'infarctus non résorbé, ramolli** (qui est rarement assez volumineux pour donner lieu à des signes cavitaires. — Antécédents d'hémoptysie abondante et de congestion pulmonaire qui marquent souvent le début de la rupture des capillaires et de la formation d'un foyer hémorrhagique (Woillez)). (4)

---

(1) (4) Woillez : Loco cit. pages 602, 604. - 629, 631.

(2) Grisolle : path. int. t. I. page 432. — La vomique est plus fréquente dans la pleurésie : pus séreux, floconneux, d'odeur alliacée, en assez grande quantité, après 2 ou 3 mois de maladie. — Ainsi la pleurésie interlobaire est appelée fatalement à suppurer : ses signes restent obscurs (zone mate entre deux zones sonores) jusqu'à ce qu'il survienne une vomique.

(3) Bucquoy : Gaz. des Hôp. 12 Août 1879.

B. *Les signes cavitaires peuvent exister sans cavernes :*

— dans la pneumonie du sommet des enfants, qui n'est pas toujours tuberculeuse et peut donner lieu à du souffle bronchique et à un râle humide à bulles grosses et lourdes, complètement semblables au souffle et au râle caverneux (Barth et Roger), (1)

— dans la pleurésie,

— dans les tumeurs pulmonaires,

— dans l'adénopathie bronchique.

C. *Les cavernes peuvent exister sans signes cavitaires :*

— si elles sont trop remplies de mucosités, les signes caverneux sont remplacés par les bruits bronchiques ou le silence respiratoire, silence d'ailleurs passager et cessant par le déplacement ou l'expulsion des mucosités obstruantes.

— Woillez (2) a aussi observé le changement des signes en moins, qui peut inspirer une fausse sécurité et faire croire à une amélioration, alors qu'une infiltration tuberculeuse considérable, en rapprochant les parois de l'excavation, transforme les signes cavitaires en l'un ou plusieurs des signes

---

(1) Barth et Roger : Dict. Encycl. art. caverneux. page 493.

(2) Woillez : Loco cit. pages 613, 614.

suivants : respiration faible, forte, rude, expiration prolongée, râles sous-crépitants. (1)

9° **Isolement ou association avec d'autres bruits.** — Avec les autres bruits cavitaires (râles, toux, voix) ; le gargouillement cessant après l'expectoration, la pectoriloquie pouvant manquer si la caverne est profondément située et quand ses parois s'affaissent à l'expiration (Hirtz cité par Woillez). (2)

— Avec le tintement et les résonnances métalliques produites par la toux, la voix, les bruits du cœur, la déglutition, etc. — Ces phénomènes métalliques n'existent ni dans la pleurésie, ni dans les tumeurs pulmonaires ; ils s'entendent surtout dans le pneumothorax, plus rarement dans les vastes cavernes (Woillez). (3)

---

(1) Woillez a fait la même observation pour la pneumonie où par suite d'une congestion et d'une hépatisation considérables le souffle et les râles sous-crépitants sont remplacés par la respiration faible, forte, rude, l'expiration prolongée, les râles sibilants ou ronflants (page 504). — La pneumonie massive de M. Grancher (Gaz. méd. de Paris 1877 n° 48 et 1878 n° 1) se distingue de ces cas par l'absence de murmure vésiculaire ; l'atélectasie du poumon en diffère par l'absence d'élasticité et des vibrations thoraciques, la possibilité du souffle ou du silence, et l'expectoration gommeuse (Analyse du travail de Rommelaëre (de Bruxelles) sur l'atélectasie par le Dr Leviste (de Dreux). Gaz. des Hôp. 11, 16 et 18, 21 Août 1883).

(2) Woillez : Loco cit. page 602.

(3) Woillez : Diagnostic médical. pages 50, 51.

VOIX CAVERNEUSE ET AMPHORIQUE.

— La pectoriloquie (voix caverneuse) est identique à la voix perçue lorsqu'on applique le stéthoscope sur le larynx (Laënnec); elle vient directement de la poitrine au lieu d'être un simple retentissement de la voix buccale. De plus les mots arrivent à l'oreille articulés(1), tandis qu'ordinairement leur articulation se perd dans la résonnance bourdonnante de la voix (Gueneau de Mussy). (2)

— Depuis les recherches de Baccelli sur la pectoriloquie aphone (1875)(3), on examine successivement la pectoriloquie pendant la voix haute et le chuchotement.

— La voix amphorique semble, comme le souffle du même timbre, se passer dans une amphore ou une bouteille vide.

— Ce qui a été dit plus haut des souffles caverneux et amphorique s'applique à la voix caverneuse et amphorique. J'ajouterai seulement que la transmission des vibrations respiratoires et vocales (hautes et basses)

(1) Pas toujours cependant : l'importance de la pectoriloquie tient surtout à son timbre plus ou moins creux (Barth et Roger. Dict. Enc. art. caverneux. page 491).

(2) Gueneau de Mussy : Loco cit. page 36.

(3) Ce mode de transmission de la voix avait déja été étudié par plusieurs observateurs (Laënnec, Skoda, Gueneau de Mussy),

n'est pas, comme l'avait pensé Baccelli, le criterium [1] absolu du diagnostic différentiel entre les épanchements purulents et séreux.

En effet, la pectoriloquie aphone peut exister malgré la purulence de l'épanchement, si les leucocytes sont émulsionnés ou réunis au bas de l'épanchement (Gueneau de Mussy) [2] ; d'autre part, avec un liquide séreux, elle peut être supprimée par les fausses membranes (Potain) [3] ou l'abondance de l'épanchement (Gueneau de Mussy) [4]. Ce n'est donc en somme qu'un phénomène accessoire du souffle [5], dont Baccelli a fait une application plus que contestable (Lasègue). [6]

---

(1) Diagnostic de l'empyème fondé, avant le travail de Baccelli, sur les commémoratifs d'une pleurésie, la durée de l'épanchement, l'altération de la nutrition, l'état fébrile paroxystique ; l'œdème, le développement progressif de l'anémie (Baccelli cité par Gueneau de Mussy : Loco cit. page 6).

(2) Gueneau de Mussy : Loco cit. pages 11 et 12, et Gaz. des Hôp. 13 Janvier 1877.

(3) Potain : Gaz. des Hôp. 21 Octobre 1880.

(4) Gueneau de Mussy : Loco cit. page 12.

(5) La pectoriloquie aphonique se perçoit en même temps que le souffle et partout où on le retrouve. Dict. usuel (Dechambre, Mathias Duval et Lereboullet. Pleurésie. page 1275).

(6) Lasègue : Loco cit. page 71.

TYP. DESMOULINS. — LANDERNEAU.

www.ingramcontent.com/pod-product-compliance
Lightning Source LLC
LaVergne TN
LVHW021524140926
848035LV00047B/1191
9782019692193